Luana Carneiro Diniz Souza
Fernanda Ferreira Lopes

Odontologia em Unidade de Terapia Intensiva

Luana Carneiro Diniz Souza
Fernanda Ferreira Lopes

Odontologia em Unidade de Terapia Intensiva

ScienciaScripts

Imprint

Any brand names and product names mentioned in this book are subject to trademark, brand or patent protection and are trademarks or registered trademarks of their respective holders. The use of brand names, product names, common names, trade names, product descriptions etc. even without a particular marking in this work is in no way to be construed to mean that such names may be regarded as unrestricted in respect of trademark and brand protection legislation and could thus be used by anyone.

Cover image: www.ingimage.com

This book is a translation from the original published under ISBN 978-620-2-07868-9.

Publisher:
Sciencia Scripts
is a trademark of
Dodo Books Indian Ocean Ltd. and OmniScriptum S.R.L publishing group

120 High Road, East Finchley, London, N2 9ED, United Kingdom
Str. Armeneasca 28/1, office 1, Chisinau MD-2012, Republic of Moldova, Europe
Printed at: see last page
ISBN: 978-620-7-94689-1

Agradecimentos :

Em primeiro lugar, gostaria de agradecer a DEUS, que sempre guiou os meus passos, dando-me o melhor e permitindo-me ultrapassar obstáculos e alcançar vitórias.

Aos meus pais, Sérgio e Rosângela, que são a inspiração da minha vida! Gostaria de agradecer-lhes por me ensinarem os princípios e valores da vida, por me darem oportunidades, apoio, confiança, amor e amizade, e por me incentivarem a ser a profissional que sou hoje.

À minha irmã Dandara pelo seu apoio, companheirismo, amor e amizade.

Ao meu marido Thiago pela força que sempre me deu, pelo seu amor, pela sua companhia e pela sua dedicação.

Professora Rita Carvalhal, um exemplo de dedicação, profissionalismo e competência. Quero agradecer-lhe a sua amizade, confiança e apoio.

Vanise Barros, que me abriu as portas da UTI e que sempre incentivou e valorizou a presença de dentistas na equipe. A sua dedicação permitiu-nos realmente criar o serviço de medicina dentária na unidade de cuidados intensivos gerais do hospital.

À Natalia Correa, minha amiga e grande companheira nas minhas lutas e conquistas na odontologia hospitalar.

Ao Hospital Universitário da Universidade Federal do Maranhão (HUUFMA) e sua equipe, que me acolheram tão bem quando iniciei minha carreira na odontologia hospitalar, e que sempre apoiaram e acreditaram no meu trabalho.

Ao programa de pós-graduação em odontologia da UFMA por todo o conhecimento, confiança e oportunidade de desenvolver meu trabalho.

RESUMO

Capítulo 1. Aspectos microbiológicos orais e dentários dos doentes com ventilação mecânica

Os pacientes internados em unidades de terapia intensiva (UTIs) são susceptíveis à colonização por microrganismos multirresistentes por diversas razões, entre elas o uso de múltiplos antibióticos, a ausência de movimentos de mastigação e elocução da língua e bochechas, ressecamento da mucosa, agressão epitelial, diminuição do fluxo salivar e acúmulo de secreções devido à presença de tubo orotraqueal (TOT) (Munro, Grap, 2004; Morais et al, 2007; Pimentel, 2012). Estudos demonstram que a admissão na UCI está associada a um aumento substancial do biofilme oral dos doentes, a par de um aumento da colonização do biofilme por agentes patogénicos respiratórios (Scannapieco, 2002; Sachdev et al., 2013).

O biofilme oral é uma massa densa, não calcificada, constituída por uma agregação orientada de microrganismos ligados entre si ou a uma superfície, rodeada por uma matriz rica em polissacáridos extracelulares bacterianos e glicoproteínas salivares, que adere firmemente aos dentes e a outras superfícies da cavidade oral (Marinho et al., 2007; Hojo et al., 2009).

Os patógenos respiratórios geralmente não estão presentes na microbiota oral de uma pessoa saudável, mas as superfícies dos dentes, dentaduras, mucosa e o biofilme oral de pacientes em ambientes hospitalares podem ser colonizados por esses micróbios (Oliveira et al., 2007; Souza et al. 2017). Os componentes do biofilme podem proteger os agentes patogénicos respiratórios da resposta imunitária do hospedeiro e dos agentes quimioterapêuticos aplicados, aumentando a resistência aos antibióticos e a dificuldade de remoção das bactérias (Smith et al., 2001; Scannapieco, 2002; Huang, Gregory, 2011). Para serem eficazes contra as bactérias do biofilme, os antibióticos requerem uma concentração terapêutica 100 vezes superior à necessária para as bactérias planctónicas (Huang, Gregory, 2011).

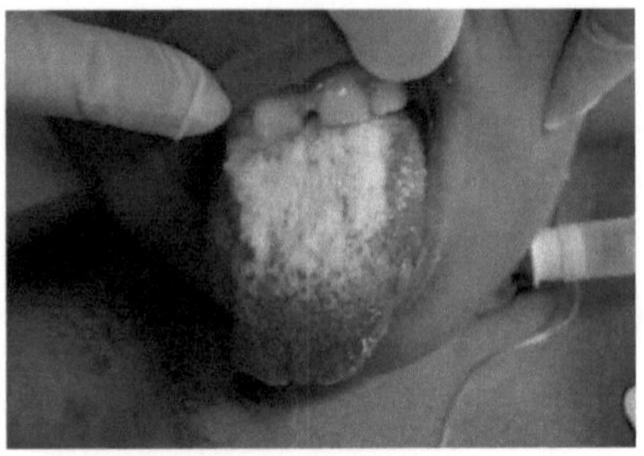

Acumulação de biofilme no dorso lingual durante a hospitalização (fotografia de arquivo pessoal).

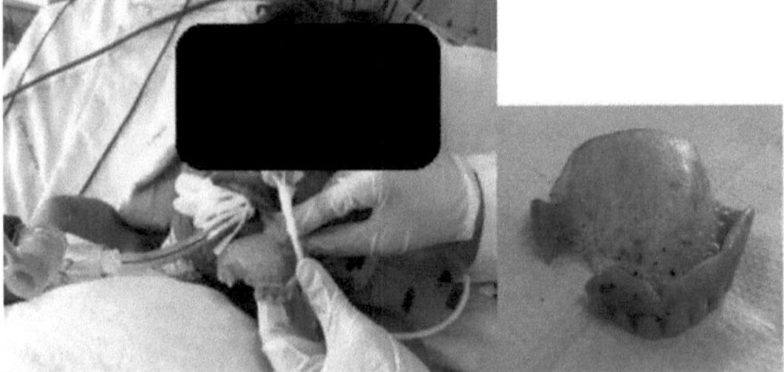

Intubação orotraqueal de um doente com prótese dentária; biofilme oral no mesmo doente (fotografia de arquivo pessoal).

A incapacidade de controlar o biofilme oral pode exacerbar a periodontite nos pacientes, e a doença sistémica pré-existente pode exacerbar e influenciar o curso das infecções respiratórias, particularmente a pneumonia (Amaral et al., 2009). Estudos recentes demonstraram a associação do biofilme dentário e da colonização microbiana da orofaringe com a pneumonia nosocomial (Scannapieco, Rethman, 2003; El-Solh et al.,

2004, Amaral et al., 2009).

A pneumonia nosocomial é uma infeção que se desenvolve após 48 horas de hospitalização e que não estava presente ou incubada no doente aquando da admissão no hospital (Lode et al., 2000). É referida como pneumonia de aspiração quando ocorre após aspiração de conteúdo orofaríngeo contaminado (Marik, 2001) e pneumonia associada à ventilação (PAV) quando ocorre após 48 horas de entubação endotraqueal e ventilação mecânica invasiva, bem como após extubação (Boundy et al., 2009).

A PAV é uma das principais causas de morbilidade e mortalidade nas unidades de cuidados intensivos, sendo responsável por 25% de todas as infecções nosocomiais, particularmente em doentes com ventilação mecânica. A morbilidade e a mortalidade são potencialmente mais elevadas em doentes imunocomprometidos ou quando estão envolvidos microrganismos multirresistentes (Chase, Fagon, 2002, Scannapieco, Rossa 2004, Ganz et al., 2009).

São vários os factores de risco para o desenvolvimento de pneumonia nosocomial, desde factores específicos como a idade, a imunossupressão, a doença pulmonar e cardiovascular, até factores externos como a ventilação mecânica, a manipulação do doente pela equipa de cuidados intensivos e a broncoaspiração de secreções da orofaringe (Morais et al., 2007).

A pneumonia nosocomial pode ocorrer frequentemente por vários meios, como a invasão bacteriana do trato respiratório inferior, a aspiração de secreções orofaríngeas, a inalação de aerossóis contaminados e o refluxo do trato gastrointestinal. Uma causa menos comum é a disseminação hematogénica a partir de um local de infeção distante (Lopes, Lopez, 2009). Os microrganismos normalmente encontrados na pneumonia nosocomial são os bastonetes gram-negativos *Acinetobacter spp, Staphylococcus aureus, Esherihia coli, Klebsiella spp, Pseudomonas aeruginosa, Enterobacter spp* e *Proteus mirabiis* (Scannapieco, 2006). Os doentes com níveis de consciência diminuídos têm uma maior frequência de aspiração de fluidos pela boca (Fourrier et al., 1998).

Os pacientes com PAV têm maior risco de morte do que os pacientes com outras formas infecciosas ou não infecciosas (Rozanska et al., 2016). A PAV contribui para prolongar o tempo de internação hospitalar em cerca de 12 dias e gera um aumento considerável nos custos de manejo dos pacientes nos serviços de saúde (Torres, Rello, 2010; Omiwade, 2012; ANVISA, 2013).

Um estudo realizado numa unidade de cuidados intensivos na Polónia revelou um tempo de hospitalização adicional médio de 22 dias para os doentes com PAV em comparação com os doentes com outras formas de infeção, gerando custos hospitalares adicionais de cerca de 30 000 PLN (7230 euros) por doente (Rozanska et al., 2016).

Os microrganismos podem ser aspirados de um local proximal, como a cavidade oral, para o trato respiratório inferior; o biofilme oral, que normalmente alberga vários microrganismos, também é suscetível de ser colonizado por patogéneos respiratórios (Scannapieco, 2006). Foi encontrada uma prevalência significativamente elevada de agentes patogénicos respiratórios, como *Pseudomonas spp.* e *Acinetobacter ssp.* na saliva e no biofilme dentário de pacientes hospitalizados (Zuanazzi et al., 2010).

Sachdev et al (2013) observaram que a microbiota viável no biofilme dentário de pacientes de UCI aumentou entre a admissão e uma semana no hospital e que 26% de 50 pacientes estavam colonizados com agentes patogénicos associados à pneumonia adquirida no hospital, com níveis elevados de *Staphylococcus aureus, Klebsiella pneumoniae* e *Enterobacter cloacae.*

Assim, embora não seja o único fator causal, uma má higiene oral pode predispor os doentes de alto risco à colonização por agentes patogénicos respiratórios como o *Staphylococcus aureus* e a *Pseudomonas aeruginosa,* aumentando *assim* o risco de PAV (Scannapieco, 2006).

A análise dos agentes patogénicos presentes no aspirado traqueal e na cavidade oral de doentes ventilados mecanicamente numa unidade de cuidados intensivos para adultos revelou uma associação significativa entre as amostras traqueais e orais para os seguintes agentes patogénicos: *Klebsiella pneumoniae, Candida albicans, Pseudomonas aeruginosa, Enterobacter gergoviae, Streptococcus spp* e *Serratia marcescens.* No momento da admissão na UTI, os patógenos *Acinetobacter baumannii, Pseudomonas aeruginosa, Klebsiella pneumoniae* e *Enterobacter cloacae* estavam presentes no biofilme oral de 25% dos pacientes que, após 48 horas, desenvolveram PAV, apresentando os mesmos patógenos no aspirado traqueal (Souza, 2017). Esses patógenos são citados como os mais frequentemente associados à PAV (Medell et al., 2013; Barbier et al., 2013).

Os doentes que desenvolveram pneumonia de aspiração albergavam o agente patogénico *Streptococcus spp* no biofilme oral e no aspirado traqueal, demonstrando que as bactérias orais que colonizam a orofaringe podem ser aspiradas para o trato respiratório inferior, particularmente em pessoas com sistemas comprometidos (Gomes-Filho 2010). Isto corrobora o facto de as bactérias presentes na cavidade oral desempenharem um papel importante na etiologia de outras doenças, incluindo doenças respiratórias (Azarpazhooh, Leake, 2006, Sinos, Falagas, 2007, Nonnenmacher et al., 2007).

A disfagia e a colonização oral com agentes patogénicos respiratórios são factores de risco para a pneumonia por aspiração. Para além disso, as bactérias indígenas da cavidade oral, particularmente as bactérias anaeróbias presentes na doença periodontal, podem desencadear esta doença (Bartlett, 2012). Além disso, as enzimas salivares associadas à doença periodontal podem alterar as superfícies da mucosa ao longo do trato respiratório, facilitando a colonização de agentes patogénicos (Gomes-Filho, 2010). Assim, é necessário eliminar os agentes patogénicos respiratórios através da higiene oral, do tratamento periodontal e da melhoria das funções orais, como a deglutição (Tada, Miura, 2012; Scannapieco, Shay, 2014).

A utilização de um tubo de intubação oferece às bactérias patogénicas uma via direta para o trato respiratório inferior. Pouco depois da intubação, forma-se um biofilme na superfície do tubo (Pneumatikos et al., 2009). Um estudo recente encontrou uma associação significativa entre a abundância de *Streptococcus sp.* em biofilmes de OTT e o desenvolvimento de PAV. Para além disso, nos casos em que *o Streptococcus sp.* estava presente, a duração da intubação era mais longa. Os autores sugerem que este agente patogénico pode influenciar o desenvolvimento de PAV, ao interagir com outros agentes patogénicos nosocomiais e ao regular as respostas imunitárias do hospedeiro (Pan et al., 2017).

Foram detectados isolados de *Staphylococcus aureus, Pseudomonas aeruginosa,* espécies de Acinetobacter e espécies entéricas no biofilme dentário da maioria dos pacientes hospitalizados em unidades de cuidados intensivos com suspeita de PAV, e quase metade das estirpes de Pseudomonas dos pacientes tinham perfis genéticos idênticos, sugerindo uma fonte ambiental comum de infeção (Heo et al., 2008).

Em alguns estudos, os fungos foram citados como um agente etiológico comum da PAV, sendo a *Candida albicans* o mais comum. Embora tenha sido associada à PAV em pacientes pós-cirurgia cardíaca (Serban et al., 2010), um estudo recente mostrou que *a C. albicans* estava altamente concentrada no aspirado traqueal e no biofilme oral de pacientes de cuidados intensivos que não tinham progredido para pneumonia (Souza et al., 2017). Isto sugere que a colonização pode estar relacionada com a utilização generalizada de antibióticos de largo espetro em doentes cirúrgicos (Serban et al., 2010). Além disso, outros estudos encontraram colonização por Candida do trato respiratório em até 80% dos pacientes de UTI (Vicente et al., 2009; Pfaller et al., 2012).

A colonização das vias aéreas por *Candida spp.* é frequentemente registada em doentes críticos com ventilação mecânica, mas o seu significado clínico é difícil de avaliar. A Candida tem pouca afinidade com os pneumócitos alveolares e a identificação de pneumonia documentada histologicamente por infeção por Candida raramente foi registada. Assim, a presença de Candida no trato respiratório é geralmente considerada como colonização e o tratamento antifúngico não é geralmente justificado (Eggimann etal., 2003; Comely etal.,2012).

Muitos estudos que investigam a presença de agentes patogénicos respiratórios no biofilme oral utilizam a cultura bacteriana com antibiograma como método de identificação. Esse método é comumente utilizado em unidades de terapia intensiva para investigar patógenos em secreções traqueais (Souza et al, 2017, Oliveira et al, 2007). OOPara essa avaliação, as amostras são plaqueadas em meios de cultura como ágar Mac Conkey, ágar sangue, ágar Sabouraud e caldo BHI (Brain

Heart Infusion) e incubadas em estufa (34,5 C a 36,5 C) aerobicamente por 24 a 48 horas. As colônias são então submetidas à coloração de Gram e observadas em microscópio de luz para avaliação da morfologia e classificação em Gram positivo, Gram negativo ou levedura (Souza et al, 2017; Anvisa, 2013). Em seguida, as colônias microbianas são adicionadas a 3 mL de soro fisiológico e levadas ao equipamento Vitek 2. Esse sistema automatizado permite a identificação microbiana precisa por meio de cartões de identificação (ID) e teste de sensibilidade por meio de colorimetria avançada, tecnologia que permite a deteção da maioria dos fenótipos (CLSI, 2013; Souza et al., 2017).

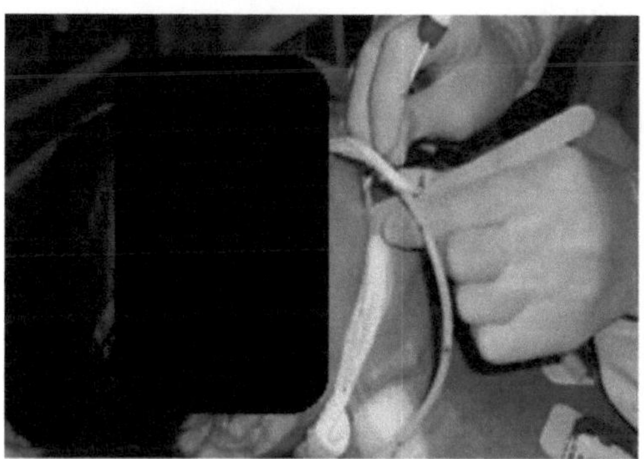

Recolha de biofilme oral utilizando uma zaragatoa estéril (fotografia de arquivo pessoal).

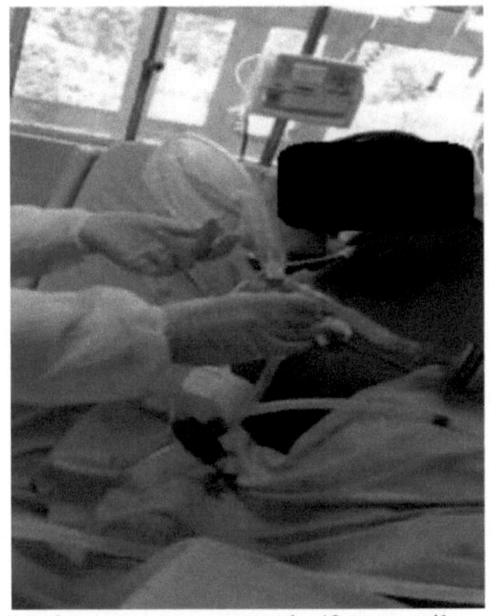

Recolha de secreções traqueais (foto gentilmente cedida pela Dra. Natalia Correa).

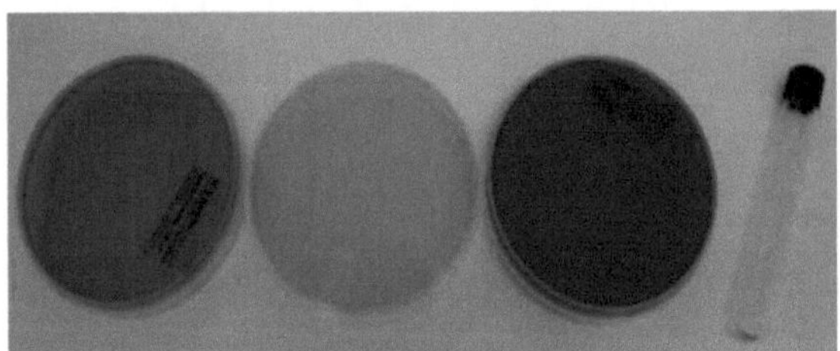

Meios de cultura utilizados para o crescimento de bactérias (fotografia de arquivo pessoal).

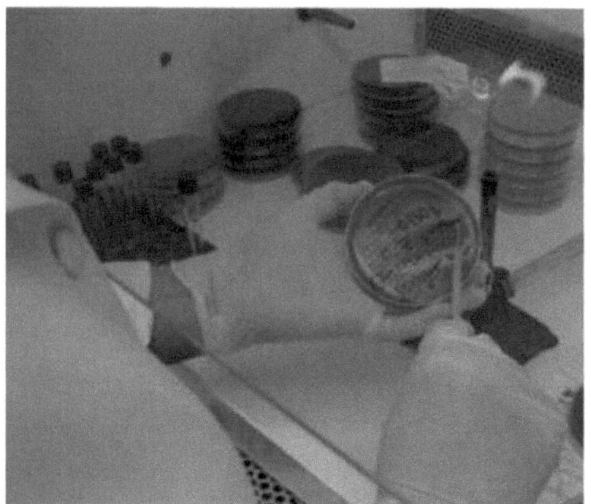

Conteúdo semeado num meio de cultura (fotografia de arquivo pessoal).

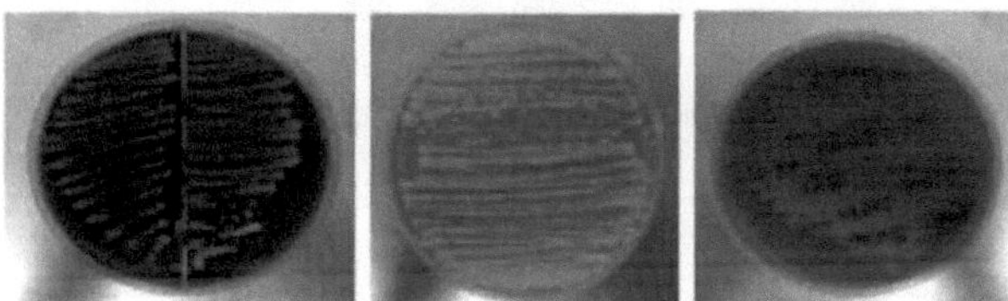

Colónias microbianas (fotografia de arquivo pessoal).

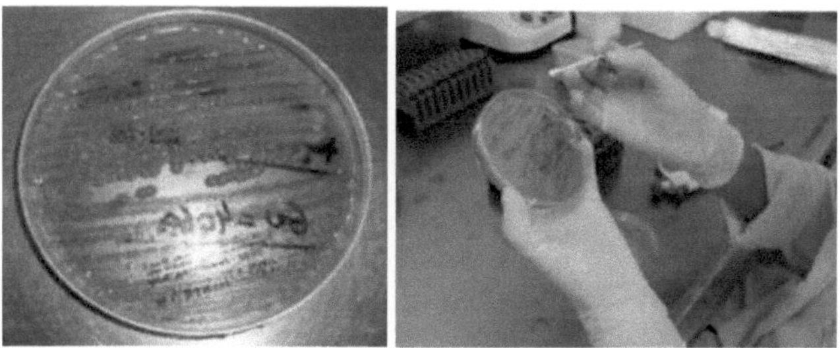

Coleção de colónias microbianas (fotografia de arquivo pessoal).

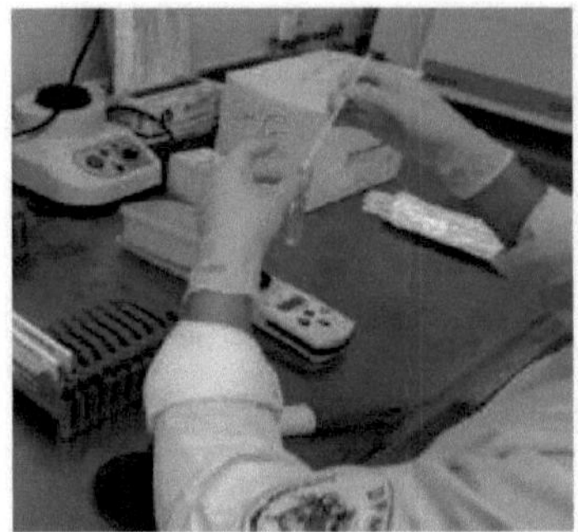

Fig 1

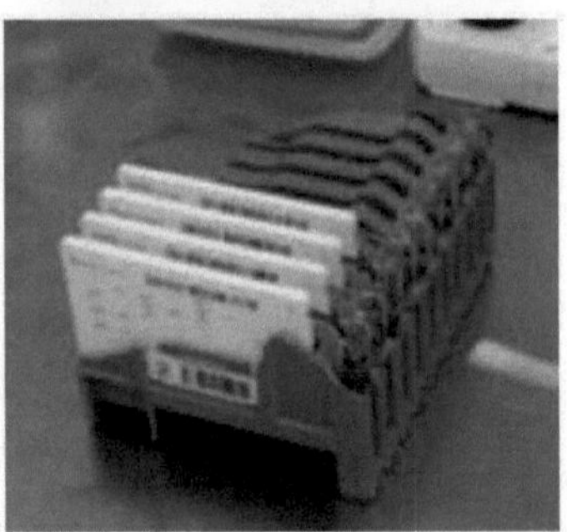

Fig 2

Preparação do inóculo (Fig. 1) para ser levado ao equipamento de identificação utilizando cartões de identificação (Fig. 2) (fotos de arquivo pessoal).

A cavidade oral de pacientes internados em UTI funciona como um reservatório de patógenos respiratórios associados à PAVM (Oliveira et al., 2007; Sachdev et al.,2013, Souza et al., 2017). Além disso, as condições orais influenciam o curso dos pacientes hospitalizados (Moraes et al, 2006), e a extensão da doença periodontal apresentada pelos pacientes da UTI pode ser um fator que contribui para o desenvolvimento da PAVM (De Marco et al, 2013). As pessoas com periodontite têm três vezes mais probabilidades de desenvolver pneumonia nosocomial do que aquelas que não foram diagnosticadas (Gomes-Filho et al, 2014).

Estudos relataram que a utilização de clorexidina a 0,12% para a higiene oral reduz significativamente a colonização da orofaringe por microrganismos Gram-negativos e Gram-positivos e pode reduzir efetivamente a incidência de PAV (Chlebicki, Safdar 2007; Hoshijima et al., 2013; Nicolosi et al., 2014; Liao et al., 2015).

A clorexidina tem um amplo espetro de atividade contra microrganismos Gram-positivos, incluindo agentes patogénicos multirresistentes, como o *Staphylococcus* aureus resistente à meticilina e os enterococos resistentes à vancomicina, embora a atividade contra microrganismos Gram-negativos não seja a ideal (Tada, Miura, 2012).

A concentração de clorexidina e o número de administrações podem variar os efeitos. Quando aplicada a uma concentração de 0,12% duas vezes por dia, o risco de desenvolver PAV é menor (Zamora, 2011). Este protocolo parece ser mais adequado do que a clorexidina a 2% quatro vezes por dia, uma vez que tem uma menor frequência de aplicação e minimiza a irritação da mucosa oral que pode ser causada pela solução mais elevada (Zamora, 2011).

Na UTI, a realização de escovação dentária além do uso de clorexidina 0,12% em pacientes ventilados mecanicamente reduziu significativamente o tempo de intubação, o tempo de internação e tendeu a reduzir a incidência de PAVM, embora sem significância estatística, em comparação com pacientes nos quais a higiene oral foi realizada apenas com um cotonete de clorexidina 0,12% (Vidal etal.,2017). No entanto, nenhuma associação entre a escovagem dentária e a prevenção da PAV foi estabelecida em estudos anteriores (Zamora, 2011; Vilela et al., 2015).

Por conseguinte, o controlo mecânico através da escovagem dos dentes tem efeitos benéficos na redução da colonização da placa bacteriana e o controlo químico através da clorexidina pode reduzir eficazmente a colonização orofaríngea e a incidência de PAV (Halm et al., 2009). Por exemplo, um protocolo simples de higiene oral que utiliza uma escova de dentes embebida em clorexidina a 0,5% para limpar os dentes e as membranas mucosas, combinado com a aspiração oral, resultou numa redução significativa das taxas de PAV, levando a poupanças significativas nos custos hospitalares (Ory et al., 2017).

A utilização de ferramentas avançadas, um protocolo de higiene oral abrangente e pessoal formado podem reduzir significativamente as taxas de PAV e os custos associados (Garcia et al, 2009). O sucesso é o resultado da formação da equipa de enfermagem e da adesão ao protocolo (Ory etal.,2017).

Dado que patógenos respiratórios têm sido observados no biofilme oral de pacientes de UTI, a cavidade oral poderia servir como um importante reservatório de microrganismos associados à PAV e poderia estar ligada ao desenvolvimento dessa infeção (Oliveira et al., 2007; Zuanazzi et al., 2010; Souza et al.,

2017).

Portanto, a implementação de um protocolo de higiene bucal, o treinamento das equipes assistenciais para sua correta execução e a supervisão de um cirurgião-dentista são muito importantes para garantir que os pacientes da UTI se beneficiem de uma higiene bucal adequada durante todo o período de internação e contribuam efetivamente para a prevenção da PAVM (Pasetti, 2014, AMIB, 2014, ANVISA, 2017, Souza et al, 2017).

Capítulo 2. O papel da odontologia na equipa multidisciplinar de cuidados de saúde intensivos

Na UCI, o médico dentista é responsável pelo diagnóstico e tratamento das doenças orais, bem como pela sua prevenção, contribuindo para o diagnóstico sistémico e para a redução das infeções (Pasetti et al, 2014; Rabelo et al, 2010).

Os doentes em estado crítico podem ter tido condições orais insatisfatórias desde a admissão ou desenvolver problemas orais durante a hospitalização. Estas condições podem comprometer as perturbações sistémicas dos doentes, ter impacto no tempo de internamento e, consequentemente, nos custos hospitalares (Gomes, Esteves, 2012).

Estudos indicam que a maioria dos pacientes admitidos em unidades de terapia intensiva tem um mau estado dentário, com infecções orais como candidíase, herpes e abcessos dentários entre os mais comuns (Baeder et al., 2012; Pasetti et al., 2013). Estas condições são as principais fontes de complicações sistémicas (Gomes, Esteves, 2012).

Aquando da admissão de um paciente, o profissional de saúde oral faz um historial detalhado e um exame físico, antes de definir uma estratégia de tratamento baseada nas necessidades de cada paciente. Estas incluem o controlo do biofilme oral, o tratamento de lesões da mucosa, a eliminação de focos infecciosos através de intervenções cirúrgicas, restaurações provisórias, destartarização supra/subgengival e prescrição de medicação. Outros procedimentos incluem a prevenção e o controle do sangramento, além de tratamentos paliativos (Anvisa, 2017; Pasetti et al, 2014; Rabelo et al, 2010).

A formação em higiene oral é ministrada a equipas multidisciplinares e visa a remoção eficaz do biofilme oral, o que contribui para o controlo de infecções (Pasetti, 2014). A adoção de protocolos dentários, juntamente com a formação multidisciplinar do pessoal permanente da UCI, ajuda a controlar as infecções respiratórias em doentes críticos (Pasetti et al., 2014). Desta forma, as rotinas odontológicas ajudam a reduzir o número de medicamentos administrados e os dias de internação, resultando em maior rotatividade de leitos (Rabelo et al., 2010).

A equipe odontológica segue medidas de prevenção de infecções respiratórias como o pacote de prevenção de pneumonia associada à ventilação mecânica, assim como outras categorias profissionais como médicos, fisioterapeutas, enfermeiros e farmacêuticos (Anvisa, 2017, AMIB, 2014, Pasetti et al, 2014). °°O protocolo visa monitorar a elevação da cabeceira do leito a 30 -45 , higiene oral, interrupção diária da sedação, aferição da pressão do manguito, profilaxia de úlcera gástrica e profilaxia de trombose venosa profunda. Estas directrizes contribuem para uma prevenção eficaz da PAV (Klompas et al., 2014). O elemento de higiene oral deve seguir um procedimento operacional padrão estabelecido e supervisionado pelo dentista da equipa (AMIB, 2014).

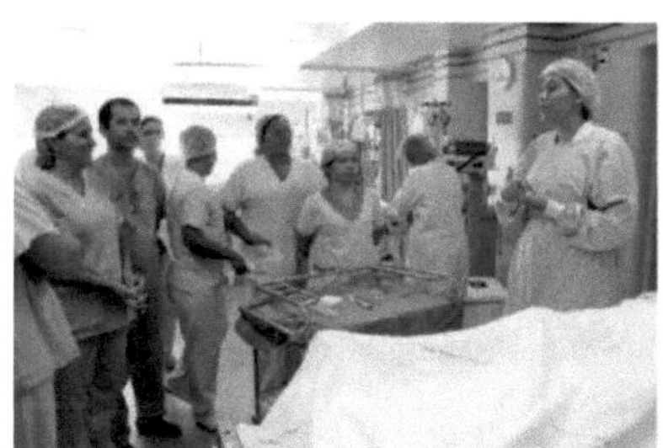

Formação em higiene oral para enfermeiros pelo dentista (arquivos HUUFMA) disponível em
http://www.huufma.br/site/noticias/mostra_noticia.php?id=1243#.Wa

QOYSiGPIU)

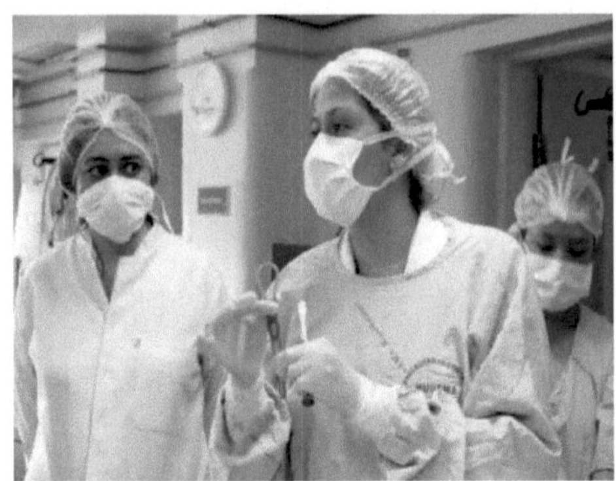

Um dentista demonstrando o uso de dispositivos de higiene bucal em pacientes entubados (arquivos do Hospital Universitário da Universidade Federal do Maranhão (HUUFMA) disponíveis no seguinte endereço http://www.huufma.br/site/noticias/mostra_noticia.php?id=1243#.Wa QOYSiGPIU)

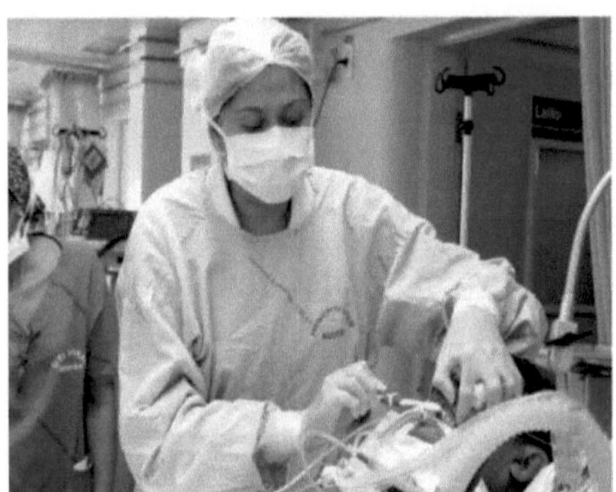

Treinamento de higiene bucal para enfermeiros pelo cirurgião-dentista (arquivos do Hospital Universitário da Universidade Federal do Maranhão (HUUFMA) disponíveis no seguinte endereço http://www.huufma.br/site/noticias/mostra_noticia.php?id=1243#.Wa QOYSiGPIU).

Os pacientes em risco de úlceras de pressão devem ser submetidos a inspecções diárias de toda a superfície cutânea, uma vez que a integridade da pele pode ser perdida numa questão de horas (Ministério da Saúde, 2013). A equipa de medicina dentária contribui para o protocolo ao fornecer orientações e medidas de acompanhamento para a prevenção de úlceras faciais. Essas medidas incluem:

1) Prevenção de lesões (úlceras) nas regiões labial e peri-labial devido à secura (AMIB, 2014). Após a higiene oral, os lábios do paciente e a pele circundante devem ser hidratados com ácidos gordos essenciais à base de óleo ou com creme de dexpantenol a 5%, pelo menos três vezes por dia (AMIB, 2014).

2) Prevenção de úlceras traumáticas, que podem ocorrer como resultado do método de fixação do tubo, do tipo de fita adesiva utilizada e do movimento da cânula; o posicionamento do tubo deve ser verificado regularmente (Da Silva et al., 2008).

A fixação adequada da OTT garante a segurança do paciente intubado, contribui para os cuidados com a higiene bucal e permite a rotação do tubo para evitar ulcerações labiais e faciais que possam comprometer a estética do paciente, fator de humanização adotado pela equipe hospitalar (Lima et al., 2016). O Consenso Brasileiro de Ventilação Mecânica (2000) recomenda a troca diária, ou conforme a necessidade, da faixa de fixação para limpeza adequada e prevenção de lesões labiais e do lóbulo da orelha.

De preferência, a fixação da OTT deve ser centralizada na boca para reduzir o risco de erosão da comissura labial. A OTT deve ser reposicionada pelo menos a cada 12 horas para evitar lesões na língua e nos lábios (Passos, Castilho, 2000). A hidratação oral e a proteção da pele contra a fricção do OTT também devem ser realizadas (Pinto, 2015).

A OTT é gerida por equipas de fisioterapia e de enfermagem. A avaliação e o acompanhamento diários da mucosa oral e perioral são efectuados por dentistas em colaboração com outras categorias profissionais, como a fisioterapia e a enfermagem.

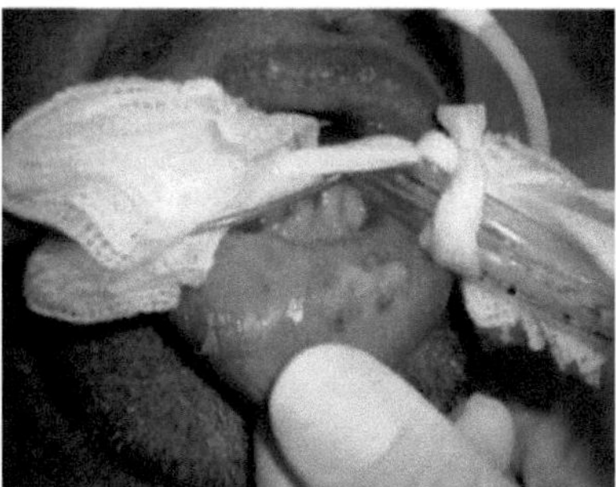

Úlcera na mucosa labial devido a fricção OTT (fotografia de arquivo pessoal).

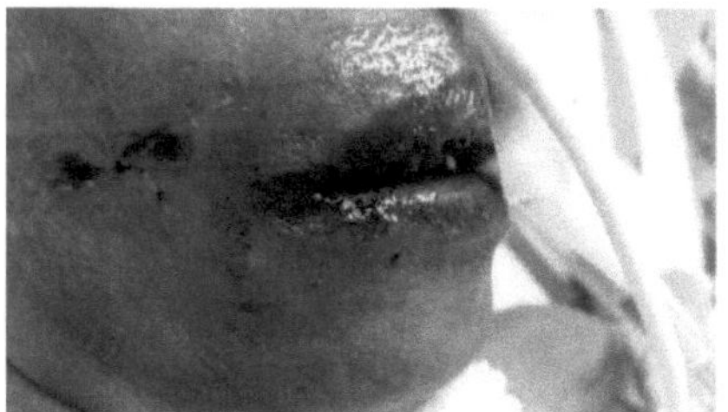

Úlcera labial e perilabial devido a fixação de OTT (foto de arquivo pessoal).

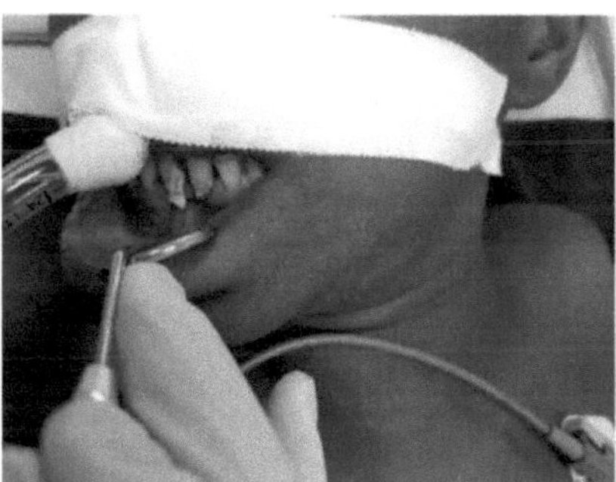

Presença de tártaro dentário, gengivite, sangramento gengival (fotografia de arquivo pessoal).

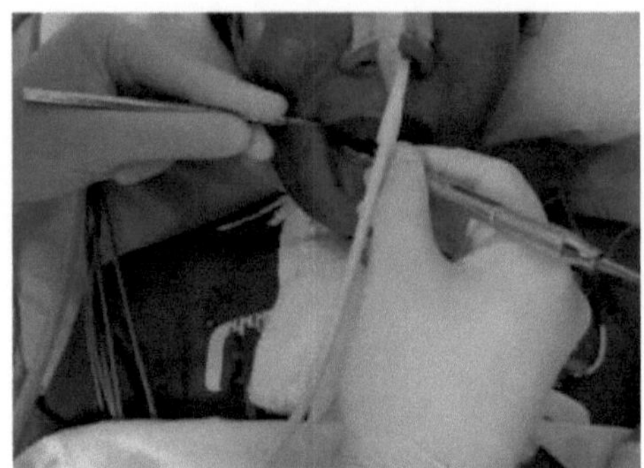

Procedimento periodontal (raspagem supragengival) num doente em cuidados intensivos (fotografia de arquivo pessoal).

Um estudo anterior relatou que, desde a introdução de protocolos de prática odontológica nas rotinas da UTI, ocorreu um aumento de 50% na rotatividade de pacientes, uma redução de 33,77% na ventilação mecânica e uma redução de 25,7% nas mortes de pacientes intubados (Pasetti, 2014).

A perspetiva da equipa dentária contribui para os cuidados globais do paciente e para a sua qualidade de vida.

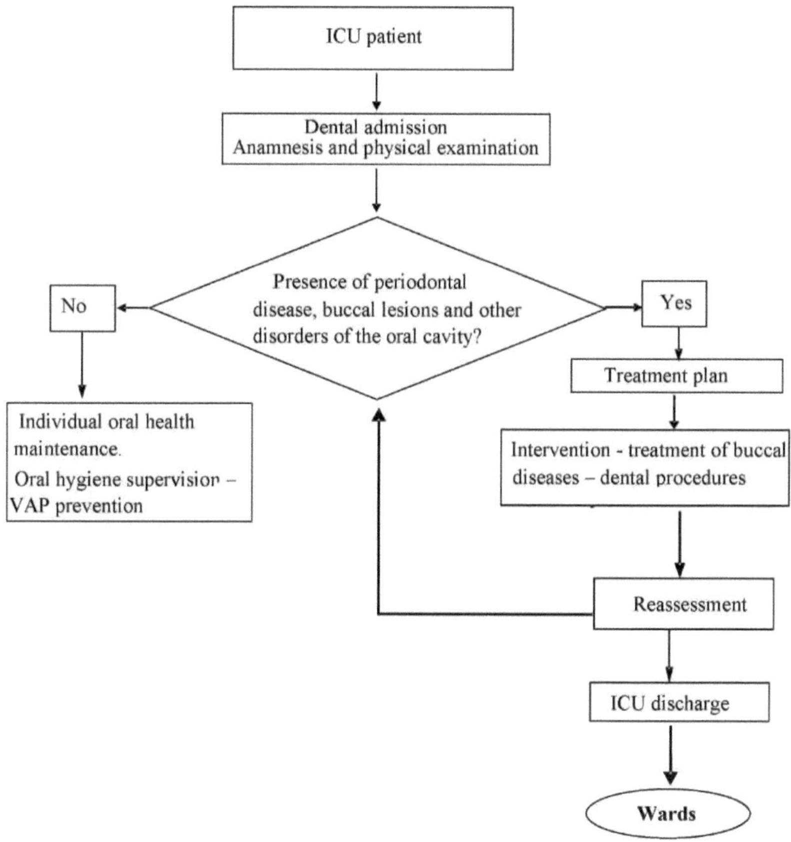

Legenda: Fluxograma dos cuidados dentários na UCI

REFERÊNCIAS

1. Munro CL, Grap MJ. Saúde oral e cuidados em unidades de cuidados intensivos: estado da ciência. Am J Crit Care 2004; 13(l):25-33.

2. Morais TM, Silva A, Knobel E, Avi AL, Lia RC. Pacientes em unidades de terapia intensiva: atuação conjunta dos médicos e dos cirurgiões-dentistas. In: Serrano JR CV, Lotufo RF, Morais TM, Moraes RG, Oliveira MC, coordenadores. Cardiologia e Odontologia - Uma visão integrada. São Paulo: Santos 2007; 24970.

3. Pimentel E. AvaliaQao da eficacia de um protocolo de higiene bucal na prevenQao de inlcccao respiratoria no pos-operatorio de criancas submetidas a cirurgia cardiaca. 114f.Tese (Doutorado). fandacao Oswaldo Cruz. Rio de Janeiro, 2012.

4. Scannapieco FA. RelaQao entre doenQa periodontal e doenQas respiratorias. In: Rose LE, Genco RJ, Mealey BL, Cohen W. MedicinaPeriodontal. São Paulo: Santos 2002; 83-97.

5. Sachdev M, Ready D, Brealey D, Ryu J, Bercades G, Nagle J et al. Alterações na placa dentária após a hospitalização numa unidade de cuidados intensivos: um estudo observacional. Critical Care 2013, 17:189.

6. Marinho BVS, Araujo SCA. O uso de enxaguatorios bucais sobre a gengivite e o biofilme dental. Int J of dentrist 2007; 6(4): 124-131.

7. Hojo K, Nagaoka S, Ohshima T, Maeda N. Interacções bacterianas no desenvolvimento do biofilme dentário. J Dent Res 2009; 88:982-90.

8. Oliveira LBS, Cameiro PPM, Fischer RG, Tinoco BEM. A PresenQa de Patogenos Respiratorios no Biofilme Bucal de

Pacientes com Pneumonia Nosocomial. Jornal Oficial da AssociaQao Brasileira de Medicina Intensiva e da Sociedade Portuguesa de Cuidados Intensivos 2007; 19:428-433.

9. Souza LCD, Mota VBR, Carvalho AVSZ, Correa RGCF, Liberio AS, Lopes FF. Associação entre patógenos da sucção traqueal e biofilme oral em pacientes ventilados mecanicamente. Brazilian Oral Research 2017;31: e38.

10. Smith AJ, Jackson MS, Bagg J. A ecologia das espécies de Staphylococcus na cavidade oral. J Med Microbiol 2001; 50(ll):940-6.

11. Huang R, Li M, Gregory RL. Interacções bacterianas no biofilme dentário. Virulência 2011; 2: 435-444.

12. Amaral SM, Cortes AQ, Pires FR. Pneumonias nosocomiais: importância do microambiente bucal. Jornal Brasileiro de Pneumologia 2009; 9;35(ll):1116-24.

13. Scannapieco FA, Rethman MP. A relação entre a doença periodontal e a doença respiratória. Dentistry Today 2003; 22:79-83.

14. El-solh AA, Pietrantom C, Bhat A, Okada M, Zambon J, Aquilina A et al. Colonização de placas dentárias: um reservatório de agentes patogénicos respiratórios para pneumonia adquirida no hospital em idosos institucionalizados. Chest 2004; 126(5):1575-82.

15. Lode H, Raffenberg M, Erbes R, Geerdes-fenge H, Mauch H. Nosocomial pneumonia: epidemiology, pathogenesis, diagnosis, treatment and prevention. Curr Opin Infect Dis 2000;13 (4):377-384.

16. Marik PE. Pneumonia por aspiração e pneumonia por aspiração. New Engl J Med 2001; 344(9): 665-671.

17. Boundy J, Conseney CH, Souza SR. Enfermagem médico-cirúrgica, 3ª edição. Rio de Janeiro: Reichmann e Affonso 2009.

18. Chaste J, Fagon J. Ventilator-associated pneumonia. American Journal of Respiratory and Critical Care Medicine 2002; 165: 867-903.

19. Scannapieco FA, Rossa junior C. DoenQas Periodontais versus DoenQas Respiratorias. In: Brunetti MC. Periodontia Médica. São Paulo: Senac 2004; 391-409.

20. DeKeyser Ganz F, Fink NF, Raanan O, Asher M, Bruttm M, Nun MB et al. ICU nurses' oral-care practices and the current best evidence. J Nurs Scholarsh. 2009;41(2):132-8.

21. Lopes FM, Lopez MF. Sistema de aspiraQao traqueal aberto e fechado e pneumonia. Revista Brasileira de Terapia Intensiva 2009 : 21(1) : 80-88.

22. Scannapieco FA. Pneumonia em pacientes não deambulatórios: O papel das bactérias orais e da higiene oral. J Am Dent Assoc 2006; 137:21S-25S.

23. Foumer F, Duvivier B, Boutigny H, Roussel-delvallez M, Chopin C. Plaque colonisation: a source of nosocomial infections in intensive care unit patients. Crit Care Med 1998; 26(2):301-308.

24. Rozanska A, Walaszek M, Wolak Z, Bulanda M. Prolongamento da hospitalização de doentes com pneumonia adquirida no hospital na unidade de cuidados intensivos - morbilidade, mortalidade e custos. Przegl Epidemiol. 2016;70(3):449-461.

25. Torres A, Rello J. Atualização da pneumonia adquirida na comunidade e nosocomial 2009. Am J Respir Crit Care Med. 2010; 181(8): 782-787.

26. Omiwade O. Nosocomial infections and their relationship to nontraditional risk factors in a medical intensive care unit (Infecções nosocomiais e sua relação com factores de risco não tradicionais numa unidade de cuidados intensivos médicos). Escola de Saúde Pública da Universidade do Texas 2012. 34 f. Texas Medical Center Dissertações.

27. Agenda Nacional de Vigilancia Sanitaria - Anvisa. Medidas De PrevenQao De Inlcccao Relacionada A Assistencia A Saude.l. Ed. Brasília, 2013.

28. Zuanazzi D, Souto R, Mattos MB, Zuanazzi MR, Tura BR, Sansone C et al. Prevalência de potenciais bactérias patogénicas respiratórias na cavidade oral de indivíduos hospitalizados. Arquivos de biologia oral 2010; 55(l):21-8.

29. Medell M, Hart M, Duquesne A, Espinosa F, Valdes R. Pneumonia Nosocomial Associada à Ventilação em Unidades de Cuidados Intensivos Cubanas: Espécies Bacterianas e Resistência aos Antibióticos. MEDICC Review 2013;15(2):26-9.

30. Barbier F, Andremont A, Wolff M, Bouadma L. Pneumonia adquirida no hospital e pneumonia associada à ventilação mecânica: avanços recentes na epidemiologia e gestão. Curr Opin Pulm Med. 2013;19(3):216-28.

31. Gomes-Filho IS, Passos JS, Cruz SS. Doenças respiratórias e o papel das bactérias orais. J Oral Microbiol. 2010;2(5811):l-6.

32. Azarpazhooh A, Leake JI. Revisão sistemática da associação entre doença respiratória e saúde oral. J Periodontol. 2006; 77 (9): 1465-1482.

33. Siempos II, Falagas ME. A descontaminação oral com clorexidina reduz a incidência de pneumonia nosocomial. Critcare 2007; 11(1): 402.

34. Nonnenmacher C, Stelzel M, Susin C, Sattler AM, Schaefer JR, Maisch B et al. Microbiota periodontal em pacientes com doença arterial coronária medida por reação em cadeia da polimerase em tempo real: um estudo de caso-controlo. J Periodontol 2007; 78(9): 17241730.

35. Bartlett JG. Infeção bacteriana anaeróbia do pulmão. Anaerobe 2012;18(2):235-9.

36. Tada A, Miura H. Prevenção da pneumonia por aspiração (PA) com cuidados orais. Arquivos de Gerontologia e Geriatria 2012; 55(1): 16-21.

37. Scannapieco FA, Shay K. Disparidades de saúde oral em adultos mais velhos: bactérias orais, inflamação e pneumonia por aspiração. Dent ClinNorthAm. 2014; 58(4):771-82.

38. Pneumatikos, I. A., Dragoumanis, C. K. & Bouros, D. E. Pneumonia associada ao ventilador ou pneumonia associada ao tubo endotraqueal? uma abordagem da patogênese e estratégias preventivas enfatizando a importância do tubo endotraqueal. Anesthesiology 2009;110(3): 673-680.

39. Yun Pan, Sijie Song, Xiaoli Tang, Qing Ai, Danping Zhu, Zhenqiu Liu & Jialin Yu. Streptococcus sp. em biofilmes de tubos endotraqueais neonatais está associado à pneumonia associada à ventilação mecânica e ao aumento da formação de biofilmes de Pseudomonas aeruginosa. Scientific Reports, 2017. 7 : 3423. doi:10.1038/s41598-017-03656-2.

40. Heo S, Haase EM, Lesse AJ, Gill SR, Scannapieco AFA. Genetic relationships between respiratory pathogens isolated from dental plaque and bronchoalveolar lavage fluid of mechanically ventilated intensive care unit patients. Clin Infect Dis 2008; 47(12):1562-70.

41. Serban RI, Dan M, Panzaru CV, Anghel D, Dascalescu D, Ciucu L et al. Fungi as emergent etiologic agents in ventilator associated pneumonia after cardiac surgery. Rev Med Chir Soc MedNatIasi2010; 114(4):107782.

42. Pfaller M, Neofytos D, Diekema D, Azie N, Meier-Kriesche HU, Quan SP et al. Epidemiologia e resultados da candidemia em 3648 pacientes: dados do registo Prospective Antifungal Therapy (PATH Alliance®), 2004-2008. Diagn Microbiol Infect Dis. 2012;74(4):323-31.

....
43. Eggimann P, Garbmo J, Pittet D. Epidemiology of Candida infections in critically ill non-immunocompromised patients. Lancet Infect Dis 2003; 3(ll):685-702.

44. Comely OA, Bassetti M, Calandra T, Garbmo J, Kullberg BJ, Lortholary O, et al. Guia ESCMID para o diagnóstico e tratamento da doença por Candida 2012: doentes adultos não neutropénicos. ClinMicrobiol Infect 2012; 18(Suppl 7):19-37.

45. Clinical Laboratory and Standards Institute (CLSI) (2013) Normas de desempenho para testes de suscetibilidade antimicrobiana. Teste de suscetibilidade.20° suplemento informativo. Wayne: documento CLSI M100-S20.

46. Morais TMN, Silva A, Avi ALRO, Souza PHR, Knobel E, Camargo LFA.... A importância da atuação odontológica em pacientes internados em unidade de terapia intensiva Rev. bras, ter. intensiva2006; 18(4): 412-417.

47. De Marco AC, Cardoso CG, De Marco FVC, Melo Filho AB, Santa Maria MP, Jardini MAN. Estado bucal de pacientes críticos e sua correlação com a pneumonia associada à ventilação mecânica: um estudo piloto. Rev Odontol UNESP 2013; 42(3): 182-187.

48. Gomes-Filho IS, Oliveira TFL, Cruz SS, Passos-Soares JS, Trindade SC, Oliveira MT: Influência da periodontite no

desenvolvimento de pneumonia nosocomial: Um estudo de caso-controlo. JPeriodontol 2014; 85(5): 82-90.

49. ChlebickiMP, SafdarN. Clorexidina tópica para a prevenção de pneumonia associada à ventilação mecânica: uma meta-análise. Crit Care Med 2007;35:595-602.

50. Hoshijima H, Kuratani N, Takeuchi R, Shiga T, Masaki E, Doi K, Matsumoto N: Efeitos da higiene oral com clorhexidina na prevenção da pneumonia associada à ventilação mecânica em unidades de cuidados intensivos: Uma meta-análise de ensaios aleatórios controlados. Journal ofDental Sciences 2013, 8: 348-357.

51. Nicolosi LN, Del Carmen Rubio M, Martinez CD, Gonzalez NN, Cruz ME: Efeito da higiene oral e do enxaguamento oral com gluconato de clorexidina a 0,12% na prevenção da pneumonia associada à ventilação após cirurgia cardiovascular. Respiratory Care 2014; 59 (4):504-9.

52. Liao YM, Tsai JR, Chou FH: A eficácia de um programa de cuidados orais para a prevenção da pneumonia associada à ventilação mecânica. British Association of Critical Care Nurses 2015; 20(2): 89-97.

53. Zamora F Z. Eficácia dos cuidados orais na prevenção da pneumonia associada à ventilação mecânica, revisão sistemática e meta-análise de ensaios clínicos randomizados. Enfermaria Clinica 2011; 21(6):308-19.

54. Vidal CFL, Vidal AK, Monteiro JG Jr, Cavalcanti A, Henriques AP, Oliveira M. Impacto da higiene oral envolvendo escovação dental versus clorexidina na prevenção de pneumonia associada à ventilação mecânica: um estudo randomizado. BMC Infect Dis. 2017Jan31;17(l):112.

55. Vilela MC, Ferreira GZ, Santos PS, Rezende NP. Cuidados

bucais e pneumonia nosocomial: uma revisão sistemática. Einstein (São Paulo) 2015;13(2):290-6.

56. Halm MA, Armola R. Effect of oral care on bacterial colonization and ventilator-associated pneumonia (Efeito dos cuidados orais na colonização bacteriana e pneumonia associada à ventilação mecânica). Am J Crit Care. 2009 May;18(3):275-8.

57. Ory J, Raybaud E, Chabanne R, Cosserant B, Faure JS, Guerin R et al. Estudo comparativo de 2 protocolos de cuidados orais em unidades de cuidados intensivos. Am J Infect Control. 2017;45(3):245-250.

58. Garcia R, Jendresky L, Colbert L, Bailey A, Zaman M, Majumder M. Reduzir a pneumonia associada ao ventilador através de cuidados dentários orais avançados: um estudo de 48 meses. Am J Crit Care 2009;18(6):523-32.

59. Pasetti LA, Teixeira Guieira A, Carraro JR H: Atuacao da Odontologia em ITU com pacientes submetidos a ventilaQao mecanica. Rev. Odontologia(ATO) 2014; 14(2): 100-108.

60. AssociaQao de Medicina Intensiva Brasileira - AMIB. Depto. Odontologia e Depto. Enfermagem. Procedimento Padrao Operacional para Higiene Bucal. Sao Paulo, 2014.

61. Agência Nacional de Vigilância Sanitária (ANVISA).
Medidas de PrevenQao de Inlcccao Relacionada a Assistencia a Saude. Serie SeguranQa do Paciente e Qualidade em ServiQos de Saude, Brasilia, 2017. Disponível
em:http://portal.anvisa.gov.br/documents/33852/271855/Medida
s+de+Preven%C3%A7%C3%A3o+de+Infec%C3%A7%C3%A

3o+Relacionada+%C3%A0+Assist%C3%AAncia+%C3%A0+S
a%C3%BAde/6bl6dab3 -6d0c-4399-9d84-141d2e81c809

62. Rabelo GD, Queiroz CI, Santos PSS. Atendimento

Odontológico ao paciente em unidade de terapia intensiva. Arq. Med. Hosp. Cienc. Med. SantaCasa2010; 55(2): 67-70.

63. Gomes SF, Esteves MCL. Atuacao do Cirurgiao-Dentista na UTI : um novo paradigma. Rev. bras, odontol.2012; 69(1): 67 70.

64. Baeder FM, Cabral GMP, Prokopowitsch I, Araki AT, Duarte DA, Santos MTBR. CondiQao Odontologica em Pacientes Internados em Unidade de Terapia Intensiva. Pesquisa Brasileira em Odontopediatria e Clinica Integrada 2012; 12(4):517-20.

65. Pasetti LA, Leao MTC, Araki LT, Albuquerque AM, Ramos TMB, Santos SF et al. Odontologia hospitalar: A importância do cirurgião dentista na unidade de terapia intensiva. Rev. Odontologia(ATO) 2013; 13 (4): 211-226.

66. Ministerio da Saude. Anexo 02: Protocolo para prevenQao de ulcera por pressao. Brasil: Ministerio da Saude/ Anvisa/ Fiocruz, 2013. Disponível em <http://www.hospitalsantalucinda.com.br/downloads/prot_preve ncao_ulcera_por_pressao.pdf>. Acedido em: 23 Nov. 2016.

67. Da Silva PS, De Aguiar VE, Neto HM, de Carvalho WB. Extubação não planejada em uma unidade de terapia intensiva pediátrica: impacto de um programa de melhoria da qualidade. Anaesthesia 2008; 63(ll):1209-16.

68. Lima DM, Martins CP, Brunori EHFR, Ayoub AC. FixaQao de tubo orotraqueal: tecnologia diferenciada para seguranQa do paciente. Revista de enfermagem UFPE 2016; 10(5):1812-21.

69. Passos E, Castilho VG. Consenso Brasileiro de VentilaQao Mecanica. Papel da enfermagem na assistencia ao paciente em ventilaQao mecanica. Jomal Brasileiro de Pneumologia, Brasília 2000; 26(Supl 2): 27-34.

70. Pinto DM. SeguranQa do paciente e a prevenQao de lesoes cutaneo-mucosas associadas aos dispositivos invasivos nas vias

aereas. Revista da Escola de Enfermagem da USP 2015;49(5): 775-782.

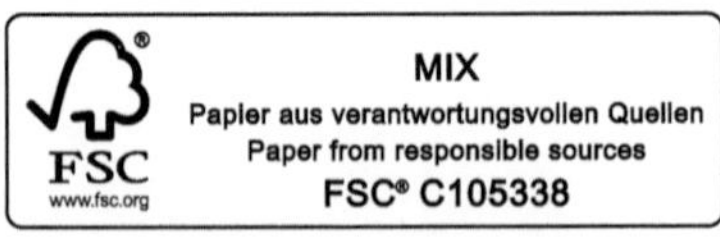

Printed by Books on Demand GmbH, Norderstedt / Germany